AF468073

ESSAI

SUR LES

FISTULES DENTAIRES

PAR

Louis RICHAUD,
Docteur en médecine de la Faculté de Paris.
Lauréat de l'Ecole de médecine de Marseille.

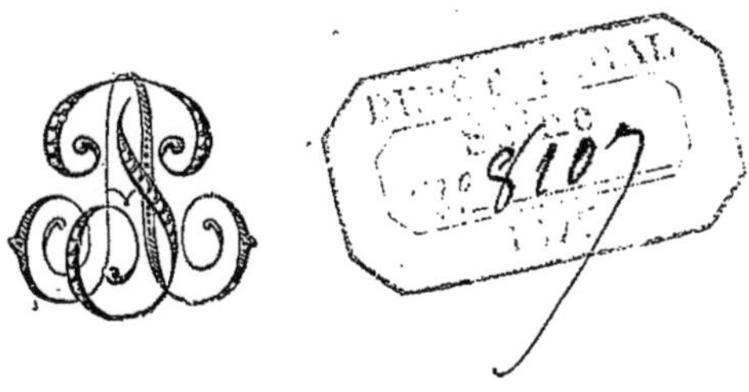

PARIS
A. PARENT, IMPRIMEUR DE LA FACULTE DE MEDECINE
RUE MONSIEUR-LE-PRINCE, 29-31

1877

A LA MÉMOIRE

DE MON PÈRE

Mon premier maître.

A LA MÉMOIRE

DE MA MÈRE

A TOUS MES PARENTS

A TOUS MES AMIS

A MON PRÉSIDENT DE THÈSE

M. LE PROFESSEUR GOSSELIN

Professeur de clinique chirurgicale à la Faculté de médecine de Paris,
Membre de l'Academie de médecine.

A MES MAITRES

Dans les hôpitaux de Paris et de Marseille.

ESSAI

SUR LES

FISTULES DENTAIRES

INTRODUCTION

Bien des fois dans le courant de nos études médicales, notre attention a été attirée sur les lésions des mâchoires et des parties adjacentes. Les désordres quelquefois graves qui résultent de ces affections et les cicatrices, trop souvent indélébiles, qui les accompagnent, au grand désespoir des familles, nous ont donné l'idée de faire une étude assez approfondie des fistules dentaires.

Suivant l'exemple de Velpeau, nos maîtres cherchaient dans la bouche la cause et l'origine de ces affections, et presque toujours trouvaient une dent altérée qui les mettait sur la voie du diagnostic. Nous nous plaisions à admirer leur profonde sagacité et le résultat aussi étonnant que merveilleux de leur traitement. L'organe soupçonné était sacrifié et la guériso n étai complète au bout de quelques jours.

Cependant malgré notre jeunesse et notre inexpérience, nous avons fait cette remarque que des affections parfois bien différentes étaient attribuées à la même cause. Celle-ci était toujours une dent gâtée, c'est l'expression consacrée même encore parmi la plupart des médecins. Or, en nous instruisant par la lecture des documents que nous avons pu trouver sur ce point spécial de la chirurgie, aussi bien que par les renseignements précieux que nous sommes allé puiser aux cliniques de M. Delaitre à l'hôpital de la Charité, et aux conférences particulières de M. Magitot, nous avons appris que l'organe dentaire est par lui-même sujet à des maladies très-différentes, et qu'il importe de bien distinguer pour faire une appréciation exacte des lésions dont il peut être le point de départ.

Il ne sera pas inutile de placer ici un aperçu anatomique des dents. Cette description, quoique très-succincte, pourra être utile dans la suite de notre travail.

Topographiquement la dent se divise en deux régions parfaitement distinctes :

1° La couronne, constituée par une coque d'ivoire, qui est immédiatement recouverte d'émail. L'émail est à son tour coiffé par la cuticule. Cette membrane découverte par Nasmyth, est extrêmement mince. Sa présence se révèle par l'action de l'acide chlorhydrique qui la sépare du reste de la dent sans l'altérer.

2° La racine, unique ou multiple, qui est séparée de la couronne par une ligne fictive, le collet. La racine est formée d'une mince couche d'ivoire qu'enveloppe le cément; le tout plonge dans les alvéoles, qui sont creusées dans les maxillaires et auxquels la racine est unie par le périoste alvéolo-dentaire.

De ces différences anatomiques, découlent naturellement pour chacune d'elles des différences sous le rapport des affections qui peuvent les atteindre. La première partie, quoique différente du tissu osseux, est sujette à la carie. A la dernière appartient la périostite.

Lors donc qu'il s'agit de déterminer le point de départ d'un accident, d'une complication, d'un état morbide quelconque, tenant à une lésion dentaire, un premier fait à établir devrait être: la lésion initiale porte-t-elle sur la couronne (carie) ou sur la racine (périostite). De cette simple remarque on peut déjà tirer une notion importante pour le traitement, et de cette notion dépend la conservation, ou le sacrifice de l'organe dentaire malade.

C'est ainsi que les complications de la carie guérissent bien après la destruction de la pulpe et l'obturation de la dent, tandis que celles de la périostite réclament un traitement toujours plus compliqué, et souvent l'extraction.

Il nous a paru intéressant et utile à la fois d'étudier parmi les états pathologiques d'origine dentaire, l'un des plus fréquents et presque l'aboutissant de toutes les inflammations odontopathiques, pour bien faire ressortir le mécanisme de sa pathogénie, pour bien mettre en évidence la liaison qui le rattache à la lésion dentaire initiale. Nous voulons parler des fistules. Elles n'ont été encore l'objet d'aucun travail spécial, et ne sont mentionnées qu'en observations isolées, ou que comme une des complications de la maladie qui en est le point départ. C'est donc dans l'histoire de la périostite que nous devons puiser les documents qui vont nous aider dans notre tâche.

Pour ne point compliquer notre texte d'indices bibliographiques, nous renvoyons à la fin de ce travail la liste de tous les auteurs que nous avons dû consulter.

Nous ne pouvons pas dans les modestes limites d'une thèse inaugurale nous livrer à une étude approfondie et complète de l'importante question des fistules dentaires. Désireux toutefois d'en donner une idée suffisante, sans oublier un seul instant la pensée dominante de notre travail qui est d'établir le mécanisme de la formation des fistules, nous exposerons également, mais d'une façon rapide, l'anatomie pathologique, le diagnostic et le traitement. Nous terminerons par quelques observations choisies qui remédieront à l'insuffisance de notre travail.

CHAPITRE I.

PATHOGÉNIE DES FISTULES.

Le point pathogénique nous intéressant seul, nous omettrons dans cette étude les symptômes, pour ne parler que des lésions anatomiques.

La périostite est l'inflammation de la membrane alvéolo-dentaire. Cette membrane diffère quelque peu du périoste ordinaire, elle est plus riche en fibres nerveuses; c'est elle qui sert à fixer les dents dans leurs alvéoles. La périostite rarement spontanée, est quelquefois d'origine traumatique mais le plus souvent consécutive à la carie. Dans la grande majorité des cas, cette dernière variété reste méconnue. On se borne alors à constater la lésion de la couronne qui seule attire l'attention sans s'occuper des racines. Et cependant, des différences très-sensibles séparent au point de vue anatomo-pathologique la périostite de la carie.

Un point essentiel à établir c'est que la périostite primitive est toujours de cause externe. Nous ne parlons pas de la périostite qui viendrait d'une inflammation voisine, d'une ostéite par exemple. Ce sont des chocs, des chutes sur la mâchoire, des causes directes en un mot.

Lorsqu'il y a carie, la maladie est due alors à la pénétration par le canal dentaire de substances irritantes, qui vont directement atteindre le périoste dont est coiffé le sommet des racines. Parmi celles-ci on peut citer le vinaigre, la salade, les boissons trop chaudes ou trop froides, etc. L'acide arsénieux est entre les mains du dentiste une cause fréquente de périostite.

Cette substance employée pour détruire la pulpe avant le plombage pénètre dans ce cas dans les canaux radiculaires, et arrive ainsi au contact du périoste qu'il irrite. On comprend que cet accident est plus particulièrement inhérent aux dents inférieures, alors surtout qu'on laisse dans la cavité une trop grande quantité de liquide. Mais pour n'en parler qu'en passant nous devons dire que l'acide arsénieux est bien moins nuisible que certaines substances trop souvent employées, telles que potasse et chlorure de zinc. Ces diverses causes, qui agissent à la faveur de la carie pénétrante, nous expliquent pourquoi les dents cariées non obturées sont en même temps si souvent affectées de périostite.

Par son origine extérieure et locale, la périostite se sépare nettement d'une autre affection de la membrane alvéolo-dentaire qu'on a décrite sous le nom de suppuration conjointe des gencives et des alvéoles (Jourdain) (1), piorrhée interalvéolo-dentaire (Toirac), gingivite expulsive (Marchal de Calvi) (2), ostéo-périostite alvéolo-dentaire (Magitot) (3). Celle-ci est toujours liée à une cause générale, et particulièrement au diabète, mais n'amène jamais de fistules. Débutant vers le collet, et s'avançant graduellement vers le sommet, elle décolle à mesure le périoste, ce qui permet ainsi l'écoulement facile du pus.

La périostite n'atteint pas souvent la membrane alvéolo-dentaire dans toute son étendue, ce cas ne se voit guère que dans les périostites spontanées *a frigore* ou traumatiques, et même alors à l'ouverture de l'alvéole, le périoste n'est pas décollé de la dent. Elle se termine le plus souvent par résolution, ou bien passe à l'état chronique vers le sommet qui par ses altérations entretient la fistule.

C'est donc dans la localisation de l'inflammation à ce niveau, et dans l'intégrité du périoste vers le collet qu'il faut chercher la clef du mécanisme des fistules.

(1) Jourdain. Maladies de la bouche, 1778, t. II, p. 396.
(2) Marchal de Calvi. Comptes-rendus. Ac. Sciences, 1861.
(3) Magitot. Archives de médecine, 1867.

DU MÉCANISME DES FISTULES

La périostite chronique localisée au sommet de la racine, vient quelquefois à la suite d'une périostite généralisée, mais plus fréquemment elle vient d'emblée. Elle présente des variétés bien différentes, et qui toutes n'ont pas la même importance dans la production des fistules.

On pourrait d'un seul trait, au point de vue qui nous occupe, les ranger dans deux catégories :

1° *Variété sèche;*

2° *Variété humide.*

Dans la première variété qui est toujours à marche lente, le périoste s'hypertrophie par suite de l'hypergenèse de ses éléments, s'épaissit d'une manière uniforme ou aboutit à la formation de tumeurs périostiques. Toutes ces lésions peuvent se produire sans la présence du pus, c'est-à-dire avec l'état sec de l'alvéole. Il n'est pas rare, en effet, de voir sur des dents extraites ces lésions du sommet, qui n'ont jamais amené de fistules, malgré leur extension parfois considérable.

Mais cette inflammation lente peut devenir subaiguë ou aiguë, et amener alors la suppuration. Avec le pus, les choses se passent d'une façon bien différente. Le périoste est atteint dans une étendue variable, mais en général assez limité.

Quant à la question de savoir sur quelle surface du périoste l'inflammation a débuté, c'est une chose qui, croyons-nous, n'a pas une très-grande importance. Cependant, il est des cas, et cela a été établi par M. Magitot, où les faits semblent prouver que non-seulement l'inflammation a débuté, mais encore qu'elle est restée localisée à la face dentaire du périoste. Dans certaines circonstances, rares il est vrai, où il se produit très-lentement, et sans pouvoir s'écouler par le canal dentaire, resté ou rendu imperméable, le pus soulève progressivement le périoste, se collecte entre lui et la racine de la dent, formant ainsi un kyste purulent qui déprime et repousse le tissu osseux tout autour de lui. Un kyste ainsi formé peut s'accroître d'une façon parfois très-considérable, surtout à la mâchoire supérieure où il se trouve en rapport avec le sinus maxillaire dont les parois sont extrêmement minces et se laisseut facilement refouler par les efforts de la collection purulente; mais c'est là une terminaison fort rare. Le plus souvent, le périoste est détruit dans toute son épaisseur, sur une étendue de quelques millimètres. La racine dénudée est alors directement en rapport avec la paroi de l'alvéole. Au niveau où s'arrête la dénudation, le périoste forme ordinairement comme une espèce de collerette frangée tout autour de la racine. La partie dénudée du cément est quelquefois hypertrophiée, souvent elle a subi une résorption lente qui a rendu sa surface rugueuse et irrégulière. L'extrémité, taillée en bec de flûte, est piquante, quelquefois mousse, offrant toujours l'ouverture du canal agrandie, béante, surtout lorsqu'elle a donné passage à du pus. La surface interne du canal et de la carie lubréfiée par le pus a pris une teinte noirâtre, qui change la coloration extérieure de la dent, signe qui, comme nous le verrons, peut être d'une certaine importance pour le diagnostic; mais ce qu'il nous importe le plus de considérer, c'est qu'il y a du pus et de savoir ce qu'il va devenir. Il peut, dans certains cas, lorsqu'il se produit en petite quantité et qu'il trouve un écoulement, il peut, dis-je, ne produire qu'un peu de gêne inquiétant fort peu les malades, et très-souvent passer tout à fait inaperçu. Mais que le canal dentaire vienne à être obstrué par un bouchon alimentaire, par une obturation irrationnelle, le pus qui passait naguère inaperçu, n'exsudant peut-être pas une goutte dans les vingt-quatre heures, va donner lieu à des phénomènes parfois bien inquiétants.

Il commence par se collecter dans le fond du canal dentaire au fond de l'alvéole, augmente en quantité, et lorsqu'il est trop abondant, il faut qu'il se fasse jour par quelque part.

Que va-t-il devenir ?

Nous touchons là au mécanisme intime de la production

des fistules. Nous sommes en présence d'une collection purulente d'origine périostale, située au fond de l'alvéole, entre la dent et la paroi alvéolaire. Au début, cette rétention purulente détermine d'abord une inflammation aiguë, dans une étendue plus ou moins grande sur la membrane alvéolo-dentaire, ce qu'il est facile de constater par tous les signes de la périostite. Elle gagne en même temps le tissu osseux ambiant pour se faire un passage à travers le maxillaire, se creusant un trajet plus ou moins long, plus ou moins compliqué, aboutissant soit dans la bouche, soit dans le sinus, soit enfin sur la peau. Elle aboutit, en somme, à un phlegmon, à un abcès-périmaxillaire. Mais avant tout, il faut s'entendre sur la valeur de ce mot, introduit par Velpeau dans la pathologie.

Dans le cas qui nous occupe, *l'abcès extérieur est toujours en communication directe avec l'alvéole*, siége de la périostite alvéolo-dentaire. Nous allons voir, au contraire, que dans certains abcès périmaxillaires même d'origine dentaire, cette communication n'existe pas.

En effet, l'inflammation du périoste alvéolo-dentaire peut se transmettre au tissu gingival, soit directement, soit par l'intermédiaire du périoste maxillaire (la continuation de ces tissus au niveau de la dent nous explique la facilité de cette transmission), et déterminer un accès-périmaxillaire sus-périostique, qui sera sans communication aucune avec la cavité alvéolaire. De même lorsqu'une affection dentaire a un retentissement dans les lymphatiques, il peut survenir sur un point quelquefois éloigné de la dent malade, par le seul fait d'une inflammation ganglionnaire, ce que Chassaignac a appelé des abcès angi-leucitiques, et Gosselin des adéno-phlegmons. Ces affections ont pris naissance sur place, et se séparent nettement de celles qui donnent naissance aux fistules dentaires, parce qu'elles n'ont pas de communication directe avec la lésion initiale. Les fistules qu'elles laissent quelquefois persister quelque temps à leur suite pourraient être appelées *odontopathiques*.

Ce point de pathogénie éclairci, nous revenons à notre sujet. Dans les abcès péri maxillaires qui amènent des fistules dentaires, le pus n'est plus situé au-dessus du périoste. Voici ce qui s'est passé. Le pus contenu dans l'alvéole a détruit le périoste dans une certaine portion, et est arrivé en contact avec l'os. Là, il s'infiltre dans son épaisseur, arrive à décoller le périoste de la face opposée de l'os, et forme là un accès sous-périostique. A ce moment, nous avons deux collections purulentes, l'une intra-alvéolaire, l'autre extra-osseuse, sous-périostale, communiquant par un trajet osseux, et constituant ce que Velpeau appelait des abcès en bouton de chemise. Le périoste maxillaire transmet à son tour l'inflammation aux parties molles qui le recouvrent, gencives, tissu cellulaire, peau, et peu à peu se laisse perforer. Le pus arrive ainsi au milieu des parties molles, et ne tarde pas à se faire jour à l'extérieur. A partir de ce moment la fistule est constituée.

L'acuité de l'inflammation, le gonflement des parties molles disparaît rapidement après que le pus s'est évacué, mais l'ouverture du trajet ne se ferme pas, et il reste fistuleux. Avec un stylet très-fin, on peut, en introduisant le bout dans la fistule, constater une dénudation plus ou moins grande du maxillaire, quelquefois même on peut parcourir le trajet osseux et arriver jusque sur la dent malade. En résumé, l'état chronique une fois constitué, nous avons un trajet qui occupe à la fois l'os et les parties molles, et qui fait communiquer avec l'extérieur l'alvéole dont le périoste est malade. Ajoutons que cette lésion est toujours précédée d'un abcès péri maxillaire dont l'ouverture est devenue son orifice externe. Ce sont donc ces abcès qui engendrent les fistules, et en étudiant dans un autre chapitre leur variété quant au siége qu'ils peuvent occuper, nous verrons que celui-ci n'est pas indifférent au point de vue de la gravité de l'affection.

Nous ne pouvons ici faire une histoire détaillée de ces abcès ; mais nous devons cependant dire qu'ils peuvent être quelquefois très-étendus, amener des désordres graves, d'autres fois passer presque inaperçus.

Nous allons étudier maintenant ce qu'offre de particulier le mécanisme de certaines fistules.

FISTULES DUES A L'ÉVOLUTION DIFFICILE DES DENTS DE SAGESSE INFÉRIEURES.

Nous venons d'étudier les fistules qui proviennent d'un abcès perimaxillaire, reconnaissant pour cause la lésion d'une dent quelconque. La troisième molaire inférieure une fois sortie de l'alvéole peut au même titre que les autres occasionner des fistules du même ordre ; mais ce n'est pas celles-ci qui nous occuperont. La dent de sagesse inférieure est sujette à de nombreuses anomalies qui ont la plupart pour effet de troubler leur évolution (1).

Il arrive souvent, en effet, qu'elles ne peuvent pas ou ne peuvent que très-difficilement et incomplètement effectuer leur sortie hors de la mâchoire.

L'obstacle, dans ces cas, porte toujours sur la couronne, que celle-ci soit trop volumineuse pour la place qui lui reste à occuper sur le maxillaire, soit, ce qui revient au même, que le maxillaire n'offre plus un développement suffisant, soit enfin que par suite de déviation elle vienne s'arc-bouter contre la deuxième grosse molaire ou contre la branche montante du maxillaire inférieur; il peut encore arriver que cette dent trouve au-dessus d'elle une gencive très-dure et difficile à percer.

On comprend facilement que des désordres vont se produire dans ces différents cas. Reportons-nous en effet à l'évolution normale des dents.

Au moment où la couronne est projetée hors des mâchoires, correspond la formation et surtout l'allongement en sens inverse des racines.

Mais dit M. Arnulphi, si la couronne est arrêtée par l'obstacle qu'elle rencontre, les racines alors en voie de développement, exercent sur le tissu osseux qui les entoure, et dans une direction opposée à celle de la couronne, une compression d'autant

(1) Arnulphi. Thèse de Paris, 1876.

plus grande qu'elles deviennent plus volumineuses. Il s'en suit immédiatement des lésions osseuses qui ne sont pas sans une certaine gravité. Mais à ce propos nous ne saurions mieux faire que de citer le passage suivant de Toirac (1).

« Pour bien comprendre tous ces désordres, il est essentiel de faire remarquer que lorsqu'une dent paraît sur le bord gingival la racine n'a point encore acquis tout le développement qu'elle doit avoir un jour, la partie qui termine cette racine est encore pulpeuse et ne s'allonge que peu à peu. C'est au fur et à mesure que ce travail s'opère, que la couronne se montre de plus en plus au dehors jusqu'à ce qu'elle soit arrivé extérieurement à sa hauteur naturelle semblable en quelque sorte à un ressort en spirale dont le point d'appui fixé dans la mâchoire se développerait en portant ses anneaux en haut. Le fait est que dans l'ordre normal la racine des dents ne se porte point en bas pendant leur accroissement. En un mot elles croissent de l'intérieur à l'extérieur, d'où il suit que si la couronne d'une dent qui pousse trouve un obstacle assez puissant pour l'arrêter dans son évolution, la racine s'allongeant toujours par le fait de l'ossification doit nécessairement déterminer une pression vers son extrémité inférieure en occupant une place qui ne lui est point ménagée par la nature. De là la cause de toute une série d'accidents. »

Cette racine va presser contre l'os, va l'irriter en le comprimant, et nous allons nous trouver en face d'une inflammation osseuse avec production probable de pus. Les phénomènes ultérieurs sont les mêmes que ceux qui ont pour cause initiale la périostite alvéolo-dentaire. C'est un phlegmon de l'angle de la mâchoire, puis un abcès qui lorsqu'on intervient pas, s'ouvre presque toujours sur le tégument externe. L'ouverture de l'abcès constitue la fistule, mais dans ce cas, à moins que le pus de l'abcès n'ait amené, par une ostéite consécutive, la destruction de la lamelle de tissu compacte qui le séparait de l'alvéole, celui-ci ne communique pas avec le foyer purulent.

(1) Des déviations de la la dernière molaire inférieure. Paris, 1826.

Ce fait est expliqué dans la thèse de M. Arnulphy, par la différence de densité qui existerait dans le tissu osseux formant les parois de l'alvéole et le tissu périalvéolaire. Le premier, en effet, serait sous la forme compacte, ce qui lui permet de résister longtemps à l'ostéite, tandis que le second de nature spongieuse subit rapidement la fonte purulente.

Ce mécanisme si simple des fistules liées à l'évolution de la dent de sagesse inférieure, avait complètement échappé à Chassaignac qui pour expliquer la production de la fistule dans deux cas de ce genre avait imaginé une affection spéciale á laquelle il avait donné le nom de *carie alvéolaire latente*. Il définit celle-ci : « une affection de l'alvéole survenant avec l'état sain de la dent. » Il est facile de se convaincre par la lecture des 2 observations jointes à son mémoire qu'il s'agissait tout simplement de deux dents de sagesse à éruption difficile. Il est probable que Chassaignac n'avait pas connaissance du mémoire de Toirac sur la déviation des dents de sagesse inférieure, autrement il n'aurait pas ainsi été induit en erreur.

ANATOMIE PATHOLOGIQUE

Cette partie de l'histoire des fistules dentaires comprend l'étude de leur lésion causale de leur trajet, de leur orifice et de leur liquide.

A propos du mécanisme des fistules nous avons assez parlé des lésions du sommet de la racine dentaire malade pour qu'il ne soit pas besoin d'y revenir longuement. Elles doivent être cependant bien présentes à l'esprit du chirurgien, car d'elles seules vient la confirmation du diagnostic « *nam dente ipso avulso erosam ejus radicem cernimus* (1).

Le trajet qui part de l'alvéole contenant la racine affectée est à son origine représenté par un ou plusieurs orifices faits sur

(1) Benivenius. De abditis morborum causis. Florence, 1507.

la paroi alvéolaire, et creusées comme à l'emporte-pièce. Généralement il ne constitue ensuite qu'un foyer d'ostéite, plus ou moins étendu, et qui unit l'alvéole à la surface du maxillaire où il vient produire un orifice et une dénudation périphérique plus ou moins étendue. L'ostéite une fois établie et le trajet étant complet, on voit souvent se détacher de sa circonférence de petits séquestres qui tombent dans le trajet, entretiennent la suppuration et la fistule. Le trajet osseux est en général assez rectiligne, aussi le voit-on s'ouvrir le plus souvent en face de l'alvéole malade. L'ouverture de la fistule sur les parties molles est plus variable.

Il peut être plus ou moins long car l'orifice externe de la fistule est quelquefois situé assez loin de la dent malade. Lorsqu'il est entièrement compris dans la muqueuse, ce qui est le cas des fistules internes, il consiste en un décollement de la muqueuse peu appréciable et guérissant sans laisser aucune trace, si l'on vient à extraire la dent.

Dans la fistule cutanée le trajet passe en dehors du godet muqueux que forme la muqueuse buccale en se réfléchissant de la face interne de la joue sur l'os maxillaire. Il s'accompagne dans ces conditions, sur tout son parcours parfois très-étendu, d'une induration des tissus environnants; le trajet fistuleux est ainsi converti en une bride très-circonscrite donnant au doigt la sensation d'un cordon dur, qui s'étend de l'orifice de la fistule à l'os de la mâchoire. « Cette bride, dit Chassaignac, qui par suite de la propriété rétractile inhérente aux tissus inodulaires tend sans cesse à se raccourcir par suite de la guérison, rappelle fortement la peau contre l'os, et donne lieu à une dépression en cul-de-poule, qui est extrêmement disgracieux » (1).

L'orifice de la fistule peut présenter des caractères extrêmement variables. Et d'abord parlons de son siége. Il peut être à l'intérieur de la bouche, constituant ainsi la fonticule buccale de Chassaignac, ou à l'extérieur, suivant que l'abcès dont il repré-

(1) Chassaignac. Des fistules ossifluentes des os dentifères, 1852.

sente l'ouverture a été gingival ou s'est étendu au tégument externe.

Les raisons qui influencent la situation de ces orifices sont purement anatomiques. Voici comment elles sont exposées par M. Magitot (1). Chez l'adulte, le vestibule de la bouche, c'est-à-dire la double gouttière demi-circulaire qui limite en avant les lèvres et les joues, en arrière les arcades dentaires, a une profondeur moyenne de vingt millimètres pour la gouttière inférieure, et de vingt-cinq millimètres pour la supérieure. Ces mesures prises à la partie antérieure de la bouche, au voisinage du frein des lèvres, augmentent notablement sur les côtés au niveau des canines, pour diminuer ensuite insensiblement jusqu'à la dent de sagesse. On peut ainsi dire que, par une corrélation anatomique constante, le fond du vestibule suit, dans ses ondulations et dans sa courbe, une direction parallèle à une ligne virtuelle qui passerait par tous les sommets des racines dentaires. Cette remarque a une grande importance chirurgicale et elle vient nous donner précisément l'explication que nous cherchons.

Si la périostite, origine première des accidents en question, siége sur les côtés d'une racine dentaire et près du collet, les complications phlegmasiques auxquelles elle donnera lieu sont simplement gingivales, et les abcès ou fistules, s'ils se produisent, auront leur ouverture dans la cavité du vestibule de la bouche, à une hauteur variable du bord alvéolaire. Si, au contraire, la périostite porte sur le sommet d'une racine, l'issue des accidents ultérieurs pourra être infiniment plus sérieuse, et dépendra absolument du rapport de niveau entre le point affecté et le fond de la gouttière. Lorsque le sommet de la racine correspondra à la cavité du vestibule, l'abcès s'y ouvrira encore; mais, dans beaucoup de circonstances, ce sommet correspond à un niveau plus profond et les phénomènes inflammatoires dont il est le point de départ, cherchant leur issue la plus directe se por-

(1) Magitot. Essai sur la pathogénie des Kystes et abcès des mâchoires. Gazette des hôpitaux des 3 et 5 juin 1869.

tent vers le tégument externe de la joue à travers le tissu cellulaire lâche de la région. Dans ce dernier cas, le phlegmon est donc facial et l'ouverture cutanée. Ces particularités anatomiques expliquent pourquoi les fistules extérieures ou faciales résultent principalement des altérations du périoste des molaires dont les racines longues dépassent presque toujours un peu le fond du vestibule, tandis que les racines des canines et des incisives, qui sont ordinairement contenues dans toute leur hauteur, donnent plus rarement lieu à ces accidents.

Cette règle n'est point absolue et cela pour plusieurs raisons. D'abord la racine de la dent malade peut être anormalement longue, de plus l'intensité du processus inflammatoire au moment où se forme l'abcès peut être telle que celui-ci soit considérable qu'il s'étende au loin et que son ouverture soit cutanée, alors même que la racine ne serait pas inférieure au fond du godet muqueux.

Le siége des orifices fituleux n'a donc rien de bien fixé. C'est ainsi qu'on a vu les molaires supérieures provoquer des abcès s'ouvrant vers la fosse canine, la fosse temporale, l'orbite; que des abcès dus à la dent de sagesse inférieure ont pu s'ouvrir dans la fosse temporale, sous l'angle de la mâchoire, au cou et même sous la clavicule.

La physionomie extérieure des orifices fistuleux varie non-seulement suivant leur siége muqueux ou cutané, mais même lorsqu'ils sont sur le tégument externe, sur la gencive, l'ouverture de la fistule est souvent sûr une petite masse charnue, fongeuse, molle et allongée, qui flotte quelquefois dans la cavité buccale. C'est comme une fongosité qui viendrait à la suite de l'ostéite primitive.

D'autres fois le bourgeon charnu est plus petit, ressemble à une lentille collée contre la paroi de la gencive.

Sur la peau, après la disparition des phénomènes inflammatoires qui ont amené l'abcès, lorsqu'en un mot l'affection a passé à l'état chronique, par suite de la rétraction du cordon qui l'unit à l'os dentifère, l'ouverture est au centre d'une dépression que Chassaignac a comparé à un cul de poule. Cet orifice est généralement petit à bords minces, en apparence obstrué par quelques fongosités et fortement adhérent à la surface osseuse sous-jacente.

L'orifice est la plupart du temps unique pour une fistule, et lorsqu'on trouve plusieurs fistules sur le même individu, on est autorisé à penser qu'il y a deux dents malades. Quelquefois cependant, lorsque l'ostéite a été assez étendue, que l'abcès est arrivé à la suite d'un foyer purulent osseux étendu, l'ouverture peut être multiple. On peut aussi dans ce cas en observer à la fois de cutanées et de muqueuses.

L'écoulement auquel une fistule donne lieu est on ne peut plus variable. Dans certains cas, il est si minime, il a si peu les caractères du pus qu'il passe complètement inaperçu. Mais le plus souvent il se révèle par une mauvaise odeur donnée à l'haleine surtout le matin. Si à ce moment on a soin de presser l'orifice, il en sort une goutte de pus. Le liquide écoulé peut présenter des caractères variables de purulence. Lorsque la fistule a un trajet qui se dirige de haut en bas que le pus peut s'écouler librement, que l'ouverture est largement béante, il est en général séreux plutôt que purulent. Il prend au contraire ce dernier caractère lorsque ces conditions ne se trouvent pas réalisées. Il est bien évident que l'état des lésions osseuses a à cet égard une grande importance. Que des esquilles osseuses ne pouvant s'éliminer sans séjourner quelque temps dans le trajet, subissent la fonte purulente, le liquide prendra alors tous les caractères de couleur et d'odeur du pus des os.

Ce que nous venons de dire s'applique également au liquide des fistules cutanées. Ici, cependant, par son exposition à l'air, le pus prend quelquefois des caractères particuliers, et dans certaines circonstances ne s'écoule pas continuellement. Lorsqu'il est peu abondant il se sèche et forme une croûte qui ferme l'orifice de la fistule. Il s'accumule alors sous cette croûte en se creusant une petite poche qui finit par se crever et s'évacuer. Celle-ci se reproduit et les choses se passent ainsi indéfiniment.

Mentionnons enfin la facilité avec laquelle autour de ces orifices fistuleux, et par le fait de l'écoulement se produisent des inflammations diverses de la peau.

DIAGNOSTIC.

Le diagnostic doit être fait à deux points de vue.

1° Diagnostic de la fistule;

2° Diagnostic de son point d'origine.

L'existence d'un trajet fistuleux est assez facile ordinairement à constater. La présence sur une muqueuse ou sur le tégument externe, d'un orifice qui n'a pas de tendance à se fermer, et par lequel se fait continuellement un suintement purulent ou séro-purulent nous indique en général assez qu'il est l'une des extrémités d'un trajet fistuleux. Nous avons d'ailleurs un moyen infaillible, non-seulement de le constater, mais encore d'en apprécier la longueur, la direction, la nature des tissus qu'il traverse et son aboutissant, par l'exploration directe au moyen d'une sonde appropriée. Il faut se servir de préférence pour cette manœuvre de stylets fins et rigides qui permettent de porter notre examen plus loin et de mieux s'assurer de l'état des tissus que l'on touche.

Autour des mâchoires peuvent cependant se présenter diverses espèces de fistules qu'il convient de distinguer. Telles sont les fistules d'orine osseuse, les fistules salivaires, les fistules odontopathiques, et lesfistules dentaires.

Les fistules d'origine osseuse qui reconnaissent pour cause une affection primitive des os ne diffèrent que très-peu à leur extrémité extérieure des fistules dentaires, mais l'exploration mène au foyer de la lésion osseuse, mène invariablement vers une alvéole. Dans le cas où ce foyer serait au voisinage d'une dent, celle-ci ne présentera ni carie, ni aucun des signes de la périostite, à moins toutefois qu'elle n'ait été atteinte consécutivement de cette affection.

Et d'ailleurs les affections primitives des os de la mâchoire, indépendantes de toute lésion dentaire, reconnaissent toujours pour cause une affection générale d'un diagnostic toujours facile. Ainsi une fistule d'origine strumeuse se montrera souvent accompagnée d'engorgements ganglionnaires et d'autres lésions qui ne laisseront aucun doute sur l'existence de la scrofule, dont la prédilection pour le jeune âge est bien connue. Sa physionomie du reste peut offrir certains caractères différentiels. L'orifice d'une fistule scrofuleuse repose en général sur une base tuméfiée, empâtée, molle; elle est d'un plus grand diamètre et ressemble plutôt à une plaie contuse qu'à une fistule. L'orifice des fistules dentaires, au contraire, lorsqu'il existe sur la peau par suite de la rétraction éprouvée par le cordon ou bride qui l'unit à l'os, se trouve situé au fond d'une dépression en cul de poule. Il est en général petit, et ses bords sont très-amincis.

Les fistules salivaires sont d'un diagnostic facile. Au lieu de donner issue à du pus, elles laissent écouler de la salive qui vient en plus grande abondance au moment et par le fait de la mastication. Elles ne traversent du reste que des parties molles allant de la peau à une glande ou à un conduit excréteur, et tout cela peut être très-facilement dévoilé par le stylet.

Les fistules odontopathiques quoique reconnaissant pour cause initiale une affection dentaire, ne communiquent pas directement avec le foyer de la périostite alvéolo-dentaire. Ce sont des ouvertures d'un abcès ganglionnaire. Elles sont donc confinées aux parties molles et toujours hors des mâchoires.

Ce qui caractérise la fistule dentaire, c'est qu'elle aboutit toujours au niveau de la racine d'une dent traversant de dehors en dedans des parties molles et du tissu osseux. Le stylet peut souvent apprécier la composition de ce trajet, et quelquefois arriver jusqu'au siége primitif de la lésion, le sommet de la racine, comme Alquié l'observa sur son malade.

Le diagnostic du point d'origine est plus difficile et bien plus important. Il convient avant tout d'explorer soigneusement et avec douceur le trajet au moyen de la soude, car sa direction sera d'un grand poids dans la détermination de la dent malade. Si en effet elle mène vers une dent cariée, il y a déjà par ce fait de fortes prescriptions pour que celle-ci soit la cause cherchée. Nous répéterons en outre que le stylet peut mener directement sur la racine malade, et y déterminer une douleur caractéristique que le malade accuse et localise d'une façon très-précise. C'est du reste par cette seule manœuvre que Alquié fit le diagnostic chez le malade auquel il réimplanta la dent.

L'existence d'une bride dans le cas de fistule cutanée réunissant la joue à la portion du maxillaire correspondant à la dent malade vient à l'appui des précédents moyens. Mais souvent le tissu osseux qui enveloppe la dent est le siége d'une tuméfaction sur laquelle nous avons déjà insisté, et qui comprimée détermine une douleur localisée à la dent malade.

Mais c'est à l'examen de la dent qu'il faut demander les signes les plus certains du diagnostic. Habituellement la dent présente une carie pénétrante que l'on constate par les moyens usuels. Elle ne contient plus de pulpe et partant l'introduction du stylet faite avec douceur ne provoque pas de douleur. La dent est assez souvent ébranlée, d'une coloration brunâtre. La percussion faite avec soin détermine une douleur particulière que le malade localise très-bien. A l'aide des signes fournis par les divers modes d'exploration que nous venons de mentionner, il sera en général facile d'arriver au diagnostic.

Nous devons dire cependant encore un mot de la carie, qui si elle siégeait en même temps sur une dent voisine de celle qui est cause de la fistule pourrait induire en erreur.

Une carie douloureuse avec mise à nu de la pulpe est très-rarement compliquée de périostite qui seule amène la fistule dentaire telle que nous l'avons définie. Lors donc qu'une dent cariée présentera les signes de la mise à nu de la pulpe cherchons ailleurs, et ne nous laissons pas arrêter par les douleurs et l'avis du malade. D'ailleurs dans la carie, il n'y a pas d'ébranlement de la dent, pas de douleur à la pression, ni à la percussion.

Des difficultés plus grandes peuvent survenir lorsque l'on est en présence d'une fistule provenant d'une dent de sagesse inférieure gênée dans son évolution.

C'est qu'en effet, ici, outre que quelquefois il y a des désordres graves qui empêchent l'examen de la bouche, constriction des mâchoires par exemple, la dent est quelquefois invisible ou quand elle est visible ne présente aucune trace de carie ni de périostite.

On arrivera cependant au diagnostic : 1° par exclusion de toute lésion à une autre dent ; 2° avec l'âge du malade la dent de sagesse inférieure apparaissant entre 18 et 25 ans; 3° en s'informant de la dent, symétrique du côté opposé, laquelle sera également en voie d'éruption, ou va y être, 4° et en outre par tous les signes que nous avons donné à propos des autres fistules.

PRONOSTIC.

Le pronostic est variable suivant que la fistule est externe ou interne. Lorsqu'elle est tout simplement muqueuse, elle passe très-souvent inaperçue parce qu'elle ne cause aucun trouble notable et jamais aucune difformité. Aussi malgré leur extrême fréquence le chirurgien est rarement appelé à les soigner. Souvent ces fistules après avoir subsisté pendant un certain temps guérissent par les seu's effets de la nature, soit définitivement, soit pour revenir de temps en temps.

Les fistules externes cutanées ont un pronostic plus grave en raison des inconvénients sérieux qu'elles amènent. Elles entraînent une difformité fort disgrâcieuse à l'endroit où elles siégent. Le suintement auquel elles donnent lieu est un objet de dégoût pour le malade et ceux qui l'entourent. Elles paraissent exercer une influence nuisible sur l'état général, non pas tant par épuisement, mais par le mécontentement moral qu'elles font éprouver.

Comme elles ont un trajet plus long que les fistules muqueuses, il en résulte des lésions plus étendues qui n'ont pas de tendance à se fermer si l'on n'intervient pas. Et même se fermeraient-elles que tout n'est pas fini; car trop souvent on se trouvera alors en présence d'une cicatrice indélébile, et d'autant plus disgrâcieuse qu'on aura plusieurs orifices fistuleux.

TRAITEMENT.

Le traitement des fistules dentaires comprend plusieurs indications qui peuvent toutes se résumer dans les deux propositions suivantes :

1° Il convient avant tout de diriger l'action thérapeutique sur la cause même de la fistule lorsqu'elle peut être atteinte.

2° Il est souvent utile, quelquefois nécessaire, d'agir sur les lésions qui constituent le trajet fistuleux et qui en dehors de la cause primordiale, l'entretiennent et la compliquent.

Nous avons assez longuement établi dans le courant de ce travail quelle est la cause des fistules, nous avons vu que c'est invariablement, sauf pour les cas relatifs à l'évolution de la dent de sagesse inférieure une lésion plus ou moins étendue du sommet des racines dentaires. C'est donc sur cette partie de l'organe affecté que doit être dirigée l'intervention chirurgicale. Pour commencer par les choses les plus simples et pour établir comme une sorte de gamme dans les différentes façons d'intervenir, nous allons parler d'abord des moyens palliatifs qui peuvent dans une certaine mesure obvier aux inconvénients des fistules et enfin des moyens curatifs qui amènent la suppression de l'organe malade.

DU DRAINAGE DENTAIRE.

Nous avons vu quelles sont les conditions qui président à la formation des fistules. Dans le cas où elles sont liées à une dent cariée, elles n'ont pris naissance que lorsqu'un suintement qui se faisait d'une façon presque imperceptible par l'ouverture de la carie pénétrante, est venu à être intercepté par une cause quelconque. Dans ces cas le moyen le plus simple pour faire disparaître la fistule, c'est de rétablir le trajet primitif du suintement.

Si l'obstacle à celui-ci vient d'une obturation intempestive, il faut se hâter de déplomber la dent. On verra alors dans les cas simples, lorsque la fistule n'a pas amené des désordres graves, on verra, dis-je, disparaître tous les accidents par la seule dérivation donnée au pus. Le trajet que suit celui-ci n'est en réalité qu'un drainage naturel. Mais on comprend qu'il y a des inconvénients à laisser ce trajet subsister. Outre qu'il peut facilement s'obstruer, la dent cariée ira toujours en perdant de sa solidité, et finira par tomber. Le drainage chirurgical a pour but de parer à ces deux inconvénients. Il consite à obturer la dent tout en laissant une issue au suintement purulent. Cette issue tout artificielle, le chirurgien la fait au lieu d'élection, où elle est moins exposée à être obstruée. Elle est tantôt pratiquée au centre de la matière obturatrice, tantôt en dehors d'elle à travers l'épaisseur de la dent. Dans ce dernier cas, elle se pratique au collet dans un endroit très-accessible à l'exploration. De cette façon, elle est recouverte par le bord libre de la gencive, qui forme comme une soupape s'opposant à la rentrée des matières qui seraient portées sur l'orifice d'entrée, mais permettent l'écoulement qui se fait en sens inverse. Un autre avantage de faire l'ouverture en cet endroit c'est qu'avec un stylet très-fin le malade peut de temps en temps la nettoyer et la rendre plus perméable.

On peut ainsi voir des dents se conserver longtemps et fonctionner régulièrement, sans autre accident qu'un léger suintement auquel on remédie par des soins de propreté.

Comme on le voit, le drainage ne constitue pas une guérison puisqu'il n'a aucune action sur l'organe malade. Lors donc qu'on voudra obtenir une guérison complète, ou lorsque le drainage sera impraticable ou inaccepté, il faut recourir à une intervention plus radicale. C'est dans ce but qu'on pratiquera l'extraction simple ou l'extraction suivie de réimplantation après résection de la partie affectée. La première supprime l'organe tout entier, dans la seconde l'organe est conservé.

EXTRACTION SIMPLE.

Cette opération qui s'effectue suivant des procédés que nous n'avons pas à exposer ici est celle dont se contentent la plupart des praticiens. C'est à elle que peut s'appliquer cet axiome des Latins : *Sublata causa tollitur effectus.*

Ordinairement elle n'a pas besoin d'autre moyen de traitement. L'alvéole qui contenait la dent malade et qui était lui-même affecté suppure pendant quelques jours, puis lorsque les lésions osseuses sont réparées, il se ferme entièrement et tout est fini. Quant à l'orifice extérieur de la fistule, il ne persiste pas longtemps après l'extraction. C'est qu'en effet les lésions osseuses du trajet fistuleux étant plus accentuées vers son extrémité alvéolaire, c'est dans l'alvéole que s'éliminent les produits pathologiques. Aussi l'orifice extérieur n'étant plus entretenu est guéri bien avant l'alvéole. Il n'en est pourtant pas toujours ainsi. Suivant l'ancienneté de la fistule, ou suivant l'intensité des phénomènes inflammatoires qui ont accompagné sa formation, des lésions graves se sont produites dans l'os qu'elle traverse. C'est ainsi que quelquefois l'os est dénudé et qu'il s'est produit un clapier osseux. On comprend que ces désordres aient besoin d'un certain temps pour se réparer. Le chirurgien fera bien dans ce cas, après l'extraction de la dent, de sonder hardiment la fistule, d'y pousser quotidiennement des injections, dans le but de la nettoyer et d'emporter les esquilles osseuses qui peuvent y être en voie d'élimination. Après ces manœuvres pour empêcher la fermeture prématurée du trajet fistuleux, il fera bien de passer une mèche dans le trajet et un tampon de ouate dans l'alvéole vide. Dans certaines circonstances, ces moyens sont inefficaces, il faut alors recourir au drainage de M. Magitot, fait au moyen d'un fil métallique réunissant l'orifice extérieur de la fistule à l'alvéole ou à un point plus déclive.

M. Magitot (1), dans un cas de fistule vestibulaire communiquant avec un clapier osseux qui proéminait à la voûte palatine, sans toutefois être ouvert de ce côté, n'hésita pas à traverser d'un drain toute l'épaisseur du maxillaire inférieur, opération rapidement suivie de guérison.

EXTRACTION SUIVIE DE RÉIMPLANTATION.

C'est à M. Magitot que revient l'honneur d'avoir institué cette méthode de traitement, dont il n'a trouvé qu'un exemple chez ses devanciers, rapporté par Alquier, de Montpellier.

Elle consiste, après avoir extrait une dent causant par ses lésions radiculaires un trajet fistuleux, à couper toute la portion altérée et à la réintégrer dans son alvéole pour lui faire reprendre ses connexions et sa solidité normales. Nous n'avons aucune expérience personnelle sur cette opération, mais les faits publiés par Alquier et Magitot sont assez concluants pour que nous les recommandions dans tous les cas où il peut être utile de conserver ce qu'il reste de la dent malade. On comprend en effet tous les avantages qu'elle offre en permettant de conserver une dent tout en amenant la guérison de la fistule.

Les soins que nous avons recommandés pour le traitement des fistules après l'extraction doivent être plus assidus, car pour que la consolidation de la dent réimplantée se fasse convenablement, il faut empêcher l'arrivée du côté de l'alvéole de tous les produits morbides qui doivent s'éliminer. Il faudra donc soigneusement entretenir la fistule par des mèches, des sondages, des lavages, etc.

TRANSPOSITION DE LA FISTULE.

Cette méthode proposée et pratiquée par Chassaignac, bien

(1) Gazette des hôpitaux, 1876.

que trouvant de très-rares indications, peut cependant être fort utile. Il peut se faire en effet que l'extraction de la racine malade soit matériellement impossible à moins de désordres considérables et d'opérations assez graves. Si dans ces cas on a affaire à une fistule cutanée, c'est déjà un grand bien de lui substituer une fistule muqueuse qui sera invisible. « L'idée de cette opération, dit Chassaignac, m'a été inspirée par la conduite que tient le chirurgien lorsque pour remédier à des fistules du canal de Sténon il creuse dans la joue un canal artificiel, et donne cours par l'intérieur de la cavité buccale au fluide salivaire qui s'écoulait au dehors ; il substitue un trajet rentrant qui ouvre la fistule à l'intérieur de la bouche. C'est aussi par une sorte de transposition que j'oblige la fistule à s'ouvrir dans la bouche, tandis qu'elle se produit à l'extérieur de la joue. Quoique ce but soit purement palliatif, il me paraît appelé à rendre de véritables services. »

Nous ne décrirons pas cette opération qui est facile à saisir, ajoutons seulement que Chassaignac fait la transposition de l'extérieur à l'intérieur de la bouche « dans la pensée qu'une fois un déversoir ouvert dans l'intérieur de la bouche, le tronçon du trajet fistuleux contenu dans l'épaisseur de la joue n'étant plus alimenté par le foyer initial de la fistule devra s'oblitérer facilement. »

Relativement au cas spécial de fistule liée à l'évolution de la dent de sagesse inférieure, il n'y a qu'une seule méthode de traitement qui est l'extraction pure et simple de cette dent. Si celle-ci est insaisissable par son inclusion dans la mâchoire ou par tout autre obstacle, il ne faut pas hésiter à enlever la deuxième molaire. Après cette opération, très-souvent la guérison est obtenue parce que l'organe qui était cause du mal peut évoluer librement.

OBSERVATIONS.

Nous aurions pu citer ici un grand nombre d'observations de fistules dentaires guéries par les différents procédés, et particulièrement par extraction simple. Mais des observations de ce genre ont déjà été publiées en grand nombre et nous n'aurions fait que répéter ce qui a été dit bien souvent. Nous avons préféré ne donner qu'un nombre bien limité d'observations, mais choisies et appropriées aux divers modes de traitement que nous avons préconisé?

Obs. I. — **Fistule cutanée au-dessous de l'arcade orbitaire, déterminée par une nécrose du maxillaire consécutive à une périostite de la première grosse molaire supérieure droite. Magitot. Voyez, thèse de Pietkiewicz. Paris, 1876.**

Louise R..., modiste, bonne constitution, a toujours joui d'une bonne santé. Au mois de juin 1874, elle fut prise d'un violent mal de dents qui fut suivi d'un abcès gingival siégeant sur la face interne et à l'extrémité droite de la mâchoire supérieure. Cet abcès, ouvert au bistouri donna issue à une cuillerée de pus. L'état inflammatoire s'amenda peu à peu sans disparaître toutefois complètement, et les douleurs cessèrent. Un peu d'empâtement, une légère argumentation de volume, une sensation anormale de chaleur persistèrent dans la joue. L'ouverture fut le siége pendant une vingtaine de jours d'un suintement sanieux et fétide. On fit par elle quelques injections qui en déterminèrent l'occlusion. Mais quelque temps après, on voit se développer un phlegmon de la joue droite. Traité par les émollients il s'ouvrit spontanément à 2 centimètres au-dessous de l'arcade orbitaire. Le gonflement disparut, mais l'ouverture ne se fermait pas. En pressant la joue de bas en haut, cette ouverture donnait passage à quelques gouttes de pus. Mademoiselle R.... fut alors consulter un chirurgien qui fit une ouverture au fond du vestibule de la bouche au niveau de la deuxième grosse molaire sur la même ligne que l'ouverture extérieure et plaça un tube à drainage réunissant les deux orifices. Il fit alors des injections iodées dans le trajet. Mais ce traitement n'amena aucune amélioration. La malade fut ensuite consulter un nouveau chirurgien qui la jugeant strumeuse lui donna un traitement général, fer, quinquina, huile de foie morue. Mais on n'obtint aucun bénéfice de ce traitement. Le 22 janvier 1876, la malade nous est présentée. Voici ce que nous constations. A la mâchoire inférieure plusieurs dents sont en mauvais état. De chaque côté il y a deux dents cariées dont il ne reste plus que les racines et quelques morceaux de couronne. Toutefois aucune douleur. En haut du côté gauche nous trouvons aussi deux dents cariées occasionnant aussi de temps à autre quelques douleurs. Du côté droit manquent la 2e prémolaire et la 2e grosse molaire. La 1re grosse molaire nous offre une coloration noirâtre et une carie pénétrante.

Elle est indolente. Au-dessus d'elle la muqueuse épaissie présente un orifice large comme une plume d'oie. Un stylet introduit par cet orifice nous conduit sur le maxillaire supérieur dont nous constatons ainsi la rugosité et le peu de consistance. En touchant avec le doigt, on sent comme un cordon partant de la muqueuse gingivale qui recouvre la 1re grosse molaire et montant verticalement en haut dans la direction du stylet. M. Magitot diagnostique une ostéite suivie de nécrose du maxillaire supérieur causée par la 1re grosse molaire. Il s'appuie sur la carie, et la couleur noirâtre de la dent qui nous présentera probablement une altération de ses racines. Extraction. Les trois racines sont rugueuses et portent des lambeaux de périoste hypertrophié. Le cément paraît également hypertrophié.

Observation II.

Nous devons cette observation à l'obligeance d'un de nos amis étudiant en médecine, qui sur notre demande a bien voulu la rédiger lui-même.

« En 1868, j'aperçus un point de carie sur la face postérieure de la première prémolaire supérieure gauche. Elle fut aussitôt mise en traitement et plombée, ce qui put se faire sans aucune douleur.

En 1871, cette dent devient le siége d'une périostite subaiguë, qui se termina par un petit abcès ouvert sur la gencive, au niveau du sommet de la racine. L'ouverture se ferma au bout de quelques jours. Les mêmes phénomènes se reproduisent plusieurs fois à des intervalles de 2 ou 3 mois jusqu'en 1873.

A cette époque j'allais consulter le Dr Magitot, qui commença par enlever le plombage. La carie était pénétrante, mais la pulpe était entièrement détruite. On fit alors une obturation provisoire qui amena un nouvel abcès sur la gencive analogue à ceux que j'avais vus paraître. M. Magitot, diagnostiquant alors une périostite chronique du sommet de la racine, fit un plombage avec drainage. Sous l'influence de ce traitement les abcès gingivaux ne reparurent plus, et tout alla bien jusqu'en 1875. Alors le plombage tomba. On fit de nouvelles obturations provisoires titre d'essai, qui furent invariablement suivies des mêmes résultats que la première. Alors M. Magitot, dans le but de m'éviter la possibilité de nouveaux abcès, et en même temps de plomber avec solidité une dent malade, me proposa l'extraction suivie d'obturation hors de la bouche et de réimplantation.

20 Décembre 1875. L'extraction est faite avec douceur, et la dent enlevée sans dégâts nous présente les altérations suivantes : sur la face postérieure de la couronne, se voit l'ouverture d'une carie largement pénétrante. La racine est bifide, le sommet interne est à peu près normal, sauf une légère injection du périoste. Le sommet externe, dénudé dans une étendue de 2 à 3

millimètres, est rugueux et piquant au doigt. On résèque 4 millimètres de ce sommet, on fait une obturation métallique de la carie, et la dent est remise en place.

Une légère douleur persista après l'opération jusqu'au soir; je vis alors apparaître une tuméfaction à l'endroit où s'étaient ouverts les nombreux abcès mentionnés plus haut. Le lendemain, 21 décembre, on fait une issue au centre de cette tuméfaction d'où s'écoule un peu de pus. Dès lors, toute douleur disparut, et la dent qui jusque-là n'avait présenté aucune trace de soudure prit rapidement des adhérences avec la gencive; ce que je constatai facilement en l'ébranlant avec mes doigts. Les jours suivants, l'ouverture pratiquée sur la gencive est entretenue par une mèche, et la dent tout à fait indolente acquiert progressivement sa solidité normale qui paraît être complète le 5 janvier.

Alors la fistule artificielle pratiquée dans le vestibule étant fermée, la guérison fut regardée comme complète.

Aujourd'hui 18 mois après l'opération, la dent fonctionne très-bien, ne m'occasionne aucune douleur, et ne m'a plus occasionné d'abcès vestibulaires. » Cette observation nous montre à la fois les avantages du drainage, puisqu'il a réussi pendant 2 ans, et le bénéfice que l'on peut retirer de la réimplantation.

Obs. III. — Fistule de la joue droite produite par la carie d'une grosse molaire. Opération de la fistule par transposition de l'orifice fistuleux, ou substitution d'un orifice buccal à l'orifice fistuleux externe (Chassaignac. Extrait du bulletin général de thérapeutique, 15 septembre et 15 novembre 1851).

Bozzi (François), journalier, rue Sainte-Marguerite, 40, entre à l'hôpital Saint-Antoine, salle Saint-François, n° 19, le 22 février 1851. Il y a à peu près cinq mois, la première grosse molaire supérieure du côté droit, étant cariée et douloureuse, fut brisée par une tentative d'avulsion. Cette circonstance a été le point de départ d'une altération osseuse qui s'est accompagnée d'engorgement puis d'abcès. Ce dernier vint s'ouvrir à la surface de la peau par un orifice qui au moment de l'entrée du malade constitue l'ouverture externe d'un trajet fistuleux.

Après avoir constaté au moyen du doigt porté dans l'intérieur de la joue, l'existence d'une bride volumineuse géno-maxillaire, et après avoir sondé par l'orifice externe de la fistule le trajet de celle-ci au moyen du stylet qui fit reconnaître une carie de l'os maxillaire, je pratiquai, le 17 février, l'opération suivante :

La bride fut coupée non pas dans toute son épaisseur, mais du moins par une section perpendiculaire du canal fistuleux, ce qu'il fut facile de reconnaître en introduisant de nouveau le stylet qui, au lieu de porter sa pointe contre l'os malade, pénétra tout droit dans la cavité buccale par la plaie faite au conduit et fut amenée par cette voie jusqu'à l'extérieur de la bouche. Un fil double passé dans le chas du stylet fut conduit de manière à pendre en avant au dehors de la bouche tandis que son autre extrémité restait à l'extérieur de la joue. Un fort bourdonnet de charpie, attaché à l'extrémité buccale du fil, fut alors amené dans l'intérieur de la bouche, porté sur l'orifice interne de la portion de trajet fistuleux contenu dans l'épaisseur de la joue et maintenu dans cette position au moyen d'un rouleau de sparadrap, attaché en manière de cheville sur la partie externe de la joue au moyen des deux chefs du fil double. Chaque jour la même manœuvre était renouvelée, et pendant tout ce temps on entretenait avec grand soin la propreté de la bouche, au moyen de douches fréquentes et lancées avec force. Quand on eut acquis la certitude que les tronçons du trajet fistuleux coupé en deux ne pouvaient plus se rejoindre, on cessa de maintenir le bourdonnet buccal, et l'on se contenta de soutenir la joue et de l'écarter au moyen d'un bourdonnet plus petit et libre que le malade plaçait lui-même très-adroitement.

Le 12 mars, le tronçon contenu dans l'épaisseur de la joue était complètement oblitéré.

Le 13 mars, les résultats obtenus se confirmaient et le malade sortait de l'hôpital le 17, dans un état très-satisfaisant et après avoir été présenté à la Société de chirurgie.

On a vu qu'en divisant toute l'épaisseur de la fistule, ce qui est indispensable pour ce mode de traitement, j'avais cru pouvoir me dispenser de diviser le tissu inodulaire dans toute sa hauteur. La crainte de produire un peu de délabrement m'avait engagé à rester dans cette limite, et je suis convaincu que la cause qui avait déterminé la formation de ce tissu nouveau n'existant plus, la disparition en aura lieu très-probablement, mais je dois faire remarquer qu'en laissant ainsi une portion de tissu périphérique du trajet fistuleux, on n'obtient pas un résultat aussi immédiatement complet qu'en le divisant d'emblée en totalité. Il résulte de là que la joue quoique complètement guérie de sa fistule, est légèrement bridée, ce qui nuit à la beauté du résultat.

Ce malade est revenu à Saint-Antoine, et nous avons pu vérifier la solidité de la guérison. En outre, le pli qui est resté à la peau de la joue avait diminué, ce qui nous a prouvé la résolution de la portion de tissu inodulaire qui avait été volontairement laissée.

CONCLUSIONS.

De l'ensemble de ce travail, nous pouvons tirer maintenant les conclusions suivantes :

1° Les fistules dentaires trouvent leur cause dans une lésion du périoste avéolo-dentaire. Cette lésion est le plus souvent consécutive à une carie pénétrante, qui est pour ainsi dire sa porte d'entrée ;

2° Toute fistule dentaire part de l'alvéole, traverse le tissu osseux puis les parties molles pour s'ouvrir soit dans l'intérieur de la bouche, soit à la peau ;

3° Ces fistules sont justiciables d'un seul mode de traitement qui est l'ablation de la partie altérée de la racine.

INDEX BIBLIOGRAPHIQUE

JOURDAIN. — Maladies de la bouche, 1778.

BOYER. — Traité des maladies chirurgicales et des opérations qui leur conviennent, 1818.

CHASSAIGNAC. — Traité pratique de la suppuration.

— Des abcès aigus sous-périostiques. In Mémoires de la Société de chirurgie, t. IV, et Gazette des hôpitaux, 19 sept. 1843.

— Caries alvéolaires latentes, in Bulletin de thérapeutique, 15 nov.

FOUCHER. — Abcès des gencives. Gazette des hôpitaux. Juillet 1856.

RUBIO. — Des abcès dentaires. Thèse de Paris, 4857.

MAGITOT. — Mémoire sur les tumeurs du périoste alvéolo-dentaire, lu à la Société de chirurgie, 13 avril 1859.

— Du drainage appliqué au traitement des affections dentaires. In Bulletin de thérapeutique, 30 août 1867.

— Observations de périostite alvéolo-dentaire chronique avec complications de voisinage.

ARCHER. — Etude sur les abcès odontopathiques compliqués de dénudation de l'os maxillaire.

VINSAC. — Considération sur les abcès sous-périostiques consécutifs à la carie dentaire. Thèse de Paris, 1874.

DOLBEAU. — De la périostite alvéolo-dentaire. Leçons professées à la Faculté de médecine de Paris, et publiées in Gazette des hopitaux 1874.

DUPLAY. — Traité de pathologie externe, t. IV, Paris, 1875.

GUYGN. — Article maxillaire du dictionnaire encyclopédique.

Paris. A. PARENT, imprimeur de la Faculté de Médecine. rue Mr-le-Prince, 31.

www.ingramcontent.com/pod-product-compliance
Ingram Content Group UK Ltd.
Pitfield, Milton Keynes, MK11 3LW, UK
UKHW020454230726
13925UKWH00005B/1940

9 782014 102741